日间医疗照护手册

主　编　李群　李萍

副主编　傅晟静　常　健

U0381603

世界图书出版公司

上海·西安·北京·广州

图书在版编目（CIP）数据

日间医疗照护手册 / 李群，李萍主编 . —— 上海：
上海世界图书出版公司，2018.6
ISBN 978-7-5192-4670-9

Ⅰ.①日… Ⅱ.①李…②李… Ⅲ.①外科手术 – 护
理学 – 手册 Ⅳ.① R473.6-62

中国版本图书馆 CIP 数据核字（2018）第 108262 号

书　　名　日间医疗照护手册
　　　　　Rijian Yiliao Zhaohu Shouce
主　　编　李群　李萍
副 主 编　傅晟静　常　健
责任编辑　马　坤
装帧设计　彭　亮
出版发行　上海世界图书出版公司
地　　址　上海市广中路 88 号 9–10 楼
邮　　编　200083
网　　址　http://www.wpcsh.com
经　　销　新华书店
印　　刷　上海锦佳印刷有限公司
开　　本　787mm × 1 092mm　1/32
印　　张　3
字　　数　50 千字
版　　次　2018 年 6 月第 1 版　2018 年 6 月第 1 次印刷
书　　号　ISBN 978-7-5192-4670-9/R·446
定　　价　50.00 元

· 主编介绍 ·

李群 副主任医师，1994 年毕业于上海市第二医科大学，同年至上海市第一人民医院工作，2012 年起从事医疗质量管理。积累了丰富的日间手术管理经验，现为上海市医院协会第一届日间手术管理专业委员会青年委员。

李萍 主任护师，上海交通大学附属第一人民医院护理部主任（南），现任中华护理学会内科专业委员会副主任委员、上海护理学会第十一届理事、上海护理学会内科专业委员会副主任委员，致力于临床护理及管理 35 年，在护理管理创新上积累了丰富的经验。

编写人员名单

主　编

李　群　李　萍

副主编

傅晟静　常　健

编　者

盛　怡　潘佳蔚　贾　云
周兴梅　虞雪娇　钱婧媛

前　言

上海交通大学附属第一人民医院日间医疗部是为解决患者看病难、看病贵等问题成立的综合科室，同时也是国内首批日间医疗部。医疗部的服务范围以日间手术、日间化疗、有创检查等全程无缝连接的医疗服务为内容。

在生活中，随着人民生活水平的不断提高，患者对健康与康复提出了更高的要求，但由于患者的年龄及文化程度各不相同，对于常见的疾病健康宣教内容理解各有差异。为了让患者能够更好地理解、接受并应用相关日间医疗的知识，针对这一系列问题，我们上海交通大学附属第一人民医院日间医疗部通过搜集相关理论知识，并配以自行拍摄的相关图片，以图文并茂的方式将这些常见疾病的日间医疗知识整理成册。

本书在编写过程中十分注重患者对常见疾病的日间医疗知识的相关健康教育及常规知识的知晓

度、掌握度及运用度。全书撰写方式以患者的角度为主、医务工作者的视角为辅，从而体现了现代护理以人为中心的健康理念。

本书共分为 5 个部分，主要内容涉及日间医疗范畴内的疾病，较详细地讲解了患者术前、术后注意事项，常见的化疗问题及有创检查等一系列健康教育知识，提升了患者对日间疾病相关知识的知晓率，进一步提升了患者的满意度。

有关日间医疗的进展日新月异，本书难免有疏漏和不足，还请大家批评指正！

李群

2017 年 11 月

目　录

Ⅲ 日间医疗常见疾病的手术

Ⅳ 化疗患者相关知识

Ⅴ 日间有创检查简介

I 日间医疗概述

1 日间医疗的来源

1.1 概述

日间医疗最早源自欧美发达国家，是指选择一定适应证的患者在 1～2 个工作日内安排患者的入院登记、手术治疗、术后照护、快速康复和办理出院。其中日间手术在欧美国家已发展成为一种安全可靠的手术模式，很多常见病、多发病经过快速手术治疗即可出院。在"健康中国2030"的整体规划指引下，在推进分级诊疗的医改深化进程中，日间医疗的发展是一种有益的补充与探索，可以满足患者不同角度、不同层次的多元化需求。

近年来，随着概念外延的不断拓展，日间医疗逐渐发展为手术、放疗、化疗、有创检查一体化医疗服务模式，这也重塑了日间医疗的概念。

1.2 日间手术的定义

市级医院日间手术中心规范化建设的指导性意见：日间手术是指患者入院、手术和出院在

24 ～ 48 小时内完成的手术，不包括急诊手术和门诊手术。需要使用全套的手术室设备和（或）实行全身麻醉。

1.3 日间手术的起源和发展

1.3.1 起源

日间手术模式最早由英国医生尼科尔（Nichol）提出。是指患者在入院前已做完术前检查并预约手术时间，当日住院、当日手术、短期观察出院的一种手术模式。

1.3.2 基础

- 微创、快速康复的外科理念
- 麻醉及麻醉复苏技术的日臻成熟

1.3.3 国外经验

日间手术模式近20余年在欧美国家迅猛发展，近年日间手术量已占其择期手术的 70% ～ 80%。

1.3.4 上海试点

2006 年上海申康医院发展中心在国内组织了上海交通大学附属第一人民医院等 6 家医院开展日间手术试点工作。

2007 年上海交通大学附属第一人民医院建立

了全国第一家包括咨询服务区、病房区、独立手术室 3 个区域在内的日间手术中心，创建了以临床路径为指南的标准化流程。

2013 年，上海交通大学附属第一人民医院正式在原有日间手术部基础上成立了日间医疗部。

1.4 日间手术的意义（图 1-1）和影响（图 1-2）

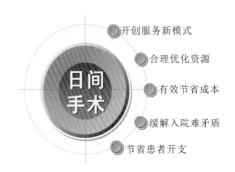

图 1-1 日间手术的意义

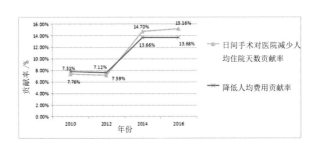

图 1-2 日间手术的积极影响

2 日间医疗的安全性

日间医疗的安全性最令人关注的还是其中的手术的安全性。在传统理念中，谈起"手术"，常让人产生三分恐惧。家中如有亲人生病需要手术治疗，往往会引起家庭成员的恐慌无措。一方面患者和家人对疾病本身心存恐惧；另一方面对于长时间住院治疗、陌生环境和人群穿梭于医院各个科室的不便而担忧等。日间手术基本实现"微创化"，减少了患者对疾病和手术本身的恐惧，运用医护的一体化管理来提升患者的就诊体验，以护理作为核心切入点，确保患者得到优质的关怀和照护。

日间医疗的推广，能够使人们改变以往住院久些才安心的想法。麻醉和微创等技术的发展，使得手术、化疗、有创检查对患者的损害越来越小，住院时间也应相应缩短，同时也能减轻患者的经济负担。

3 日间医疗对患者的益处

1. 与住院时和重病患者住在一起相比，可获得更多的个性化护理。

2. 可以得到更适合自己需求的治疗，同时可以在手术当天回家。在熟悉的家庭环境中进行康复，像术前一样，继续日常用药。

3. 日间医疗患者与重病患者是分离的，所以能降低交叉感染的风险和术后伤口感染率。

4. 日间手术、化疗、有创检查的治疗效果与住院相当。

5. 日间医疗给患者带来的压力较小，尤其是儿童，他们与父母分开时间须尽可能缩短。还有对于那些离开熟悉的家庭环境就容易发生定向障碍的老人，除了减少患者的焦虑外，也会减少亲属们的压力。

6. 日间医疗设施往往离患者住所更近更方便。患者亲属可节省时间，有的可步行探视。

7. 日间医疗容易计划安排，登记不那么复杂。患者可以选择合适的时间和日期进行手术、化疗、有创检查。日间手术尽可能不去干扰患者的生活。日间手术的康复比住院手术快。使患者更快地恢复日常活动、家庭生活与工作。

Ⅱ 日间手术前后注意事项

1　手术前可以吃东西吗?

1.1　为什么手术要禁食禁水?

简单点说,术前如果没有按照要求禁食禁水,最直接的后果是手术临时取消或推迟手术。这样做的目的是为了医疗安全。医生最担忧的事情就是,手术中由于胃内容物反流误吸,引起患者呼吸道堵塞、吸入性肺炎,甚至是窒息死亡。

1.2　手术时的误吸是怎么发生的?

正常人咳嗽及吞咽东西的反射是很敏感的。在正常饮水或进食时,食物总会顺利地通过食管进入胃,不会钻到鼻孔或者误入气管内。如果想体验这个过程,可以吞一下口水试试。这个动作看上去简单,实际上涉及了复杂的反射活动。其中最重要一点就是,食物通过刺激咽喉,会使气管的门关闭。这样,食物就不会进入气管,而只能进入食管。即使有食物或其他物品不小心进入气管,正常人在清醒状态时也会通过呛咳将异物尽可能排出气管,这是一种我们人体自发的保护性反射。回想下自己喝水或进食时，是否曾发生过强烈的呛咳？人体正是通过这种咳嗽动作将气道内的痰液或异物有效清除，这是人体保证"人活一口气"的重要保护机制。

当患者处于深度镇静或全身麻醉状态时，其保护性的呛咳反射和吞咽反射就会减弱或消失，非常容易发生误吸。因此接受手术、麻醉或服用镇静药物的患者，在饮水、进食时需特别当心，建议在医护人员的指导下，由少到多、循序渐进，确保安全。

2 手术衣怎么穿？

日间手术患者，术前需脱去自己的衣裤，包括内衣内裤然后反穿手术衣（即纽扣系在背面），妇

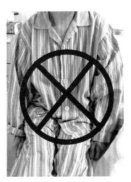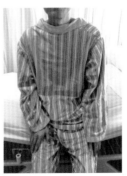

图 2-1　术前不合格穿衣和合格穿衣

科患者如有阴道出血可穿内裤，并垫上卫生巾。取下身上佩戴的物品（如活动性义齿、手表、首饰、眼镜、隐形眼镜等）并去除指甲油（图2-1）。

为什么做手腕、面部，甚至是脚趾的手术还要换衣服？

（1）为了减少感染的机会。我们的衣服上都会附着许多小细菌，当人体抵抗力下降的时候，这些细菌会乘虚而入，影响治疗效果及术后康复。因此更换经过医院统一消毒处理的衣裤，能大大减少感染机会。

（2）防止有色消毒液沾染自己的衣物。手术中皮肤消毒的范围比实际手术伤口大得多，如果穿自己的衣裤，医生消毒皮肤时很容易接触到衣物边缘。因此，为了不弄脏自己的衣服，还是选择我们精心准备的衣裤吧！

3　手术后什么时候可以吃东西？

医生会问做好手术的患者"饿不饿"，还会问"有没有放屁"等。不要小看这两个简单的问题，他们可是有科学道理的。

患者主观的"饿不饿"，往往是胃动力恢复的表现，而"有没有放屁"则是肠道活动的体现。具体什么时候可以开始吃，一方面要根据具体的手术方式与麻醉类型，另一方面取决于患者胃肠道动力恢复的快慢。所以，关于"什么时候能吃"的问题要等医生、护士评估术后恢复情况后，再告诉患者。

4　为什么手术前后都不可以吸烟？

吸烟的危害不言而喻，手术前要求禁烟，关键原因是吸烟会导致支气管分泌物增多，容易造成误吸，增加手术、麻醉风险。

术后不让吸烟的原因是什么？

（1）吸烟会诱发咳嗽，从而导致伤口疼痛，甚至是伤口裂开。

（2）烟草中尼古丁会导致血管收缩，影响伤口愈合（图2-2）。

同时，家人也不要吸烟。不要以为避开患者就行了，在你的衣服上、头发上都会有残留的尼古丁，也会对患者造成不良影响。

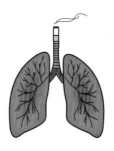

图 2-2　吸烟的危害

5　什么是有效半卧位？

当患者需要坐起来时，也就是常说的"有效半卧位"。可以先将床头支架摇起成 30°～45°，再摇起膝下支架，以防患者下滑（图 2-3）。必要时

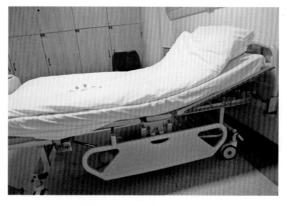

图 2-3　半卧位摇床角度

床尾可置一枕，垫于患者的足底。放平时，顺序相反，先摇平膝下支架，再放下床头支架。

半卧位有什么好处？

（1）可以减低腹壁肌肉张力，减轻伤口疼痛，加快伤口愈合。

（2）可以减少肺部并发症，有利于有效深呼吸。

（3）有助于积蓄于盆腔的炎症渗出物的引流，使感染局限化。

（4）促进患者早期下床活动，防止下肢静脉血栓的形成。

6 妇科手术前后要注意哪些事？

6.1 妇科患者手术前常规的准备工作有哪些？

（1）手术之前的 3 天，为了预防手术感染，需要避免性生活。

（2）术前，要做好个人清洁卫生，手术前 1 天洗个澡。注意清洁外阴部，保持外阴部清洁、干爽。手术前 3 天要避免着凉，不要感冒。

（3）手术前 1 天晚 8 点开始禁食（不能吃任何东西），晚 10 点禁水（不能喝任何液体）或根据医嘱听取医生建议。

6.2 手术后的注意事项有哪些?

（1）术后禁食禁水（什么都不能吃不能喝），并且平卧 1 ～ 2 小时（或遵医嘱）。过了 1 ～ 2 小时后没有什么不舒服，可先恢复饮食，然后才可下床活动。

（2）术后过 1 ～ 2 小时后可食用蛋白质含量较高的食物。因为手术后会比较虚弱，所以除了吃一些蛋白质含量较高的食物，也可以多吃一点补血的东西。生活中常见的补血食品有红糖、桂圆、红枣、黑豆等。

（3）术后还要注意少吃辛辣、酸食、生冷等刺激性强的食物。

（4）要注意外阴部清洁卫生。每晚用流动的清水清洗外阴，不可用手掏洗阴道，4 周内禁止性生活、盆浴、游泳及桑拿浴。

（5）术后 1 周内不要做过度的体力劳动，尤其是需要大幅度下蹲的劳动，以防止出血加重。

（6）观察有无大量出血，或剧烈腹痛及白带异常，或发热的情况。有异常及时告知医护人员，出院后若出现此类情况请及时就诊。

（7）如不打算怀孕，高危人流和取环后要选择其他避孕方法。

（8）根据医生的要求服用药物。

（9）根据医生的要求及时复诊。

7 眼科手术前后要注意哪些事?

7.1 术前及术中的注意事项有哪些?

（1）术前一晚保证充足的睡眠。

（2）如果在手术中想要打喷嚏或咳嗽时，可用舌尖顶住上颚（俗称"天花板"）（图2-4），在手术时不要移动眼球。不可用手抓扯无菌治疗巾。如果有什么不舒服的地方，一定要示意手术医生。在手术中要保持头、手、身不动，如有不适欲活动头部时，必须得到手术医生许可，否则可能造成不良后果。

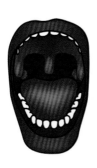

图 2-4 上颚

（3）饮食方面，需要吃一些易消化的食物，多吃一点蔬菜。不要吸烟、饮酒、喝咖啡、喝浓茶、吃辛辣等刺激性的食物。保持大小便通畅。有高血压的患者，应留意控制血压。

7.2　术后的注意事项有哪些？

（1）手术后应安静卧床休息，宜仰卧或侧卧位，下床活动时间依手术、患者情况决定。术后第一次下床行走时要小心并加以扶持，避免跌倒。刚刚做好手术后不要在黑暗环境中停留过久。

（2）手术做好后不要用力摇头，要控制咳嗽、打喷嚏、呕吐，不用力眨眼，不揉按手术的眼睛，不看强光，不用力排便，避免大声说笑，不要突然翻身或坐起等。一定要根据医生的要求滴眼药水，不要自行决定使用方法。

（3）根据医生的要求复查。

（4）注意保暖，避免感冒受凉。

8　如何正确滴眼药水？

（1）滴眼药水前应先洗净双手。

（2）滴眼药水时勿用力挤眼、揉眼及压住眼睛。

（3）每种眼药水的使用需间隔 5 ～ 10 分钟。

（4）滴眼药水时切勿将瓶口触及自己的眼睑或睫毛，以防感染。

（5）滴眼药水时患者取仰卧位或坐位，头稍后仰，双眼向上注视，左手拇指和示指将上下眼睑轻轻分开；右手持药瓶，在距眼 1.5 ～ 2 厘米高度处挤压瓶身，将眼药水滴入下穹隆部 1 ～ 2 滴，然后轻闭眼 2 分钟（图 2-5）。

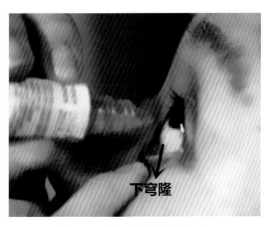

图 2-5　滴眼药水的正确方法

9　手术治疗之前肠道准备怎么做？

肠镜、钡灌肠等检查或手术前，需要进行肠道清洁准备，通常是服用复方聚乙二醇电解质散

（药名）。

（1）配制方法（每1 000 ml）：取本品1盒（内含A、B、C各1小包），将盒内各包药粉一并倒入带有刻度的杯（瓶）中，加温开水至1 000 ml，搅拌使其完全溶解，即可服用（图2-6）。

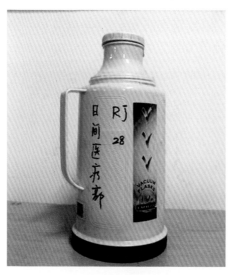

图 2-6 1 000 ml 的热水瓶

（2）服用方法及用量：术前肠道清洁准备，用量为3 000～4 000 ml，首次服用600～1 000 ml，以后每隔10～15分钟服用1次，每次250 ml，直至服完或直至排出水样清便。肠镜、钡灌肠及其他检查前的肠道清洁准备，用量为 2 000 ～ 3 000 ml，服法相同。

10　乳房的自我检查方法有哪些？

乳房的自我检查方法主要有以下两种。

（1）乳房视觉检查法

1）双手举过头顶。

2）双手用力插在腰部，收缩胸肌。

3）身体前倾，观察乳房的形状，乳头、乳晕的变化。

4）注意双侧乳房外形的变化，是否对称，有无局部的皮肤隆起、凹陷和橘皮样改变，以及乳房表面皮肤有无红、肿、热、痛症状。

5）双侧乳头是否对称，有无近期凹陷，乳头部有无鳞屑，轻轻挤压乳头，观察有无分泌物。

（2）乳房触摸检查法

1）身体向左侧斜卧，屈膝，右手置于前额，在右肩下垫一只枕头。

2）用左手示指、中指和环指的指腹按右侧乳房，注意切忌将乳腺组织捏起检查。

3）从腋窝到乳头以及从锁骨起到胸罩下缘开

始检查乳房外侧。

4）检查乳房时指腹力量逐渐由轻到重，可分为三步，首先轻触乳房皮肤，然后使用中等的力量按压乳房，最后用力检查，以能触摸到你的肋骨。

5）接着转为仰卧。弯曲右手肘部，手臂放在头的一侧。开始用左手检查右侧乳房的内侧部分。方法和检测外侧部分时一样，范围从乳头到胸部正中以及从锁骨起到胸罩下缘。

6）然后检查锁骨上部及锁骨下部。注意有无肿大的淋巴结，如发现有肿块，应注意其位置、数目、大小、质地、有无触痛和肿块的移动情况。

7）最后检查腋窝有无肿大的淋巴结，从腋窝中央开始，沿腋窝周围，依次从手臂下方到胸部及手臂上方和外侧（图2-7）。

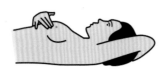

平躺检查：躺下时头下不放枕头。左侧肩下垫一小枕，左手置于脑后。触摸看是否有硬块，淋巴结是否肿大，有无分泌物。

触诊的方式应取圆圈的方式从乳头向外横向转动，检查延伸到腋下尤其重要。

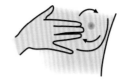

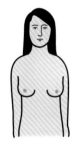

双手垂下，看着乳房外观是否正常，乳头有无凹陷，皮肤有无皱缩、隆肿等现象。

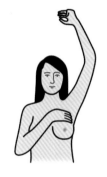

采用地毯式检查整个乳房范围；别忘了检查锁骨及腋下淋巴结。

用大拇指、示指轻捏乳头，按压乳头下有无硬块，挤压有无分泌物流出。

图 2-7 乳房的自我检查

Ⅲ 日间医疗常见疾病的手术

1 疝

1.1 概述

疝是指腹腔内脏器通过腹股沟的缺损向体表突出所形成的，俗称"疝气"，常见的是腹股沟疝、脐疝、股疝和切口疝。

腹股沟疝是最常见的腹外疝，占全部腹外疝的90%。腹股沟疝分为腹股沟斜疝和腹股沟直疝两种。斜疝内环突出，可进入阴囊中。直疝是直接由后向前突出，不经内环，也从不进入阴囊（图3-1）。

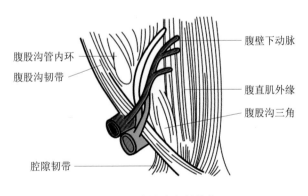

图 3-1 腹股沟解剖结构

　　腹股沟疝的发病原因：腹壁的肌力降低，腹内压力增高是引起腹股沟疝的主要原因。老年人肌肉收缩，腹壁薄弱，腹股沟区就变得更加薄弱，而且里面有血管、精索、韧带穿过，给疝的形成提供了很好的条件。就像吹气球，当气球有个位置特别薄弱时，就会鼓出来。

1.2　典型症状

　　（1）可复性疝

　　是腹股沟区出现的一个可以自由收缩的肿块。开始肿块较小，仅在站立、劳动、行走、跑步、剧咳或患儿哭时出现，躺在床上或用手压时肿块可自行消失。

　　（2）滑动性斜疝

　　为较大而不能完全消失的难以自行收缩性疝。除了肿块不能完全回纳外，还可能出现消化不良和便秘等情况。

　　（3）嵌顿性疝

　　一般都发生在做劳力活动的时候或排便时，一般以斜疝为主。疝块突然之间变大，并且在变大的时候有疼痛的感觉。躺着或用手推送时肿块不能回缩。肿块发硬，并且有明显的触痛。当疝一旦不能回缩，上面说的症状会逐步加重。如果不立马处理，终将成为绞窄性疝。所以有上面的情况时，请及时去医院就诊。

（4）绞窄性疝

患者会一直有剧烈腹痛的感觉，呕吐也会变多，呕吐物含咖啡样血液或出现血便；在腹腔穿刺或灌洗时显示积液为血性积液；在 X 线检查中能见到孤立胀大的肠襻；体温、脉搏、白细胞计数逐渐上升，甚至出现休克。

1.3 主要治疗方法

腹股沟疝的治疗包括非手术治疗和手术治疗。腹股沟疝一旦不能回纳形成嵌顿，可导致肠梗阻、肠坏死、肠穿孔，甚至死亡，所以必须采取手术治疗。

腹腔镜腹股沟疝修补是日间手术的首选方式。近年来，腹腔镜手术取得重大进展。腹腔镜下全腹膜外修补术（TEP）只需两个 0.5 厘米、一个 1 厘米的切口，不进入腹腔，在腹膜外将疝袋拉回腹腔内，再用人造的网片覆盖疝突出的缺口。这个方法创伤小、恢复快、再次发生疝的概率低。

1.4 手术前后注意事项

1.4.1 术前注意事项

（1）手术前晚8点开始禁食（不能吃任何东西），晚10点禁水（不能喝任何液体）或根据医嘱听取医生建议。

（2）术前2周禁止吸烟。有气管炎、支气管炎、慢性咳嗽的患者应在术前及时治疗控制。

（3）注意保暖，防止感冒咳嗽。

（4）多食粗纤维食物，如芹菜、红薯、竹笋等，保持大便通畅。

1.4.2 术后注意事项

（1）饮食：手术做好后6小时若没有什么恶心、呕吐等不适感觉，可进食流质饮食（清淡的汤汤水水），次日进半流质逐步到软食或普食（或根据医嘱）。

（2）活动：术后6小时内平卧，6小时后改为有效半卧位。患者卧床时间长短由疝的部位、大小及手术方式决定的，一般术后6小时后可下床做一些轻微的活动。

（3）手术后注意观察伤口的流血情况，观察腹部有无腹胀、腹痛、阴囊水肿等情况。

（4）手术后，应该尽量避免咳嗽及用力排便，术后要注意保暖，因为受凉会引起咳嗽，对伤口不好；如果避免不了咳嗽的话要用手掌按住，保护伤口切开的地方。保持排便、排尿通畅，如果便秘请及时告知医生，切记不可自己用力排便。

（5）术后吃的东西要清淡，以高维生素、高植物蛋白、低脂肪饮食为主，多吃黄豆、黑豆、虾等，避免辛辣刺激的食物，不要吸烟和饮酒。

（6）保持心情开朗，注意劳逸结合，轻微的工作可以做，但是也要注意休息。逐步增加活动量，不要提重物，可做散步等较轻的活动，注意3个月内避免重体力劳动。若疝又复发，及时就诊。

1.5 出院后注意事项

（1）保持伤口、会阴部清洁干燥，防止切口感染。

（2）在出院后3个月内避免重体力劳动，如提重物、抬重物及持久站立等。

（3）平时要多吃粗纤维食物，如芹菜、笋等，保持大便通畅。

（4）平时一定要注意避免受凉感冒，防止咳嗽、打喷嚏而导致疾病复发。

（5）要定时随访，若疝复发，应及早诊治。

2 妇科疾病

2.1 宫颈息肉

2.1.1 定义

宫颈息肉是生育期女性常见的一种疾病，大部分无明显症状，小部分患者可能出现性生活后出血，大多通过妇科查体被发现（图 3-2）。

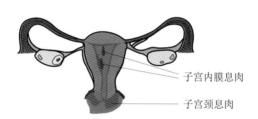

子宫内膜息肉

子宫颈息肉

图 3-2 子宫内膜息肉与子宫颈息肉

2.1.2 发病原因

目前病因尚不清楚。激素因素可能起一定作用。

2.1.3 典型症状

宫颈息肉比较常见，但少有临床症状。小部分患者可能表现为性生活后出血。宫颈息肉大多通过妇科查体被发现。

2.1.4 主要治疗方法

如果排除子宫恶性病变的可能，并且患者无症状，根据医生的医嘱随访观察即可；如果有症状（如出血、白带过多等）或息肉较大（≥3厘米），应手术摘除息肉并送病理检查。

超高频电波刀（LEEP）技术是日间医疗常采用的手术方式，采用一系列的环型钨丝电极，治疗各种宫颈病变，是目前先进的治疗宫颈疾病手段（图3-3）。

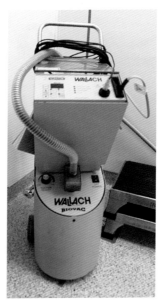

图 3-3 超高频电波刀

2.1.5　除了常规的妇科手术前后注意事项，还要在手术前后注意以下事情

2.1.5.1　术前应注意

（1）手术时间：患者月经结束后 3 ～ 7 天；其间禁止性生活。

（2）治疗阴道炎症，待白带常规结果正常才能手术。

（3）体温测量应在 37.4℃以下。因为发烧可能会对手术带来危害，所以有发热的话一定要及时告诉护士。

2.1.5.2　术后应注意

（1）术后禁食禁水（什么都不能吃不能喝），并且平卧 1 ～ 2 小时（或遵医嘱）。过了 1 ～ 2 小时后没有什么不舒服，就可先恢复饮食，然后才可下床活动。

（2）做好手术后 2 ～ 3 天开始会有一些少量阴道流血，属正常现象，在术后 1 ～ 2 周进行复查。术后 7 ～ 10 天开始有不同程度的阴道排液和少量流血，持续 15 天左右，属正常现象。如出血多，请及时就诊。月经后（约术后 4 周）再次复查，以便医生观察病情。

（3）做好手术后第一周内避免剧烈活动；2

周内或出血期间不要使用卫生棉条和盆浴；术后4周内避免性生活；注意观察阴道出血和分泌物情况，并监测自己的体温情况。

2.1.6　出院后注意事项

（1）出院后一定要注意清洁卫生，1～2周后到医院复查恢复情况。

（2）注意休息，避免劳累。尽管宫颈息肉手术非常简单，手术时间短，创伤小，但患者仍要注意保暖等工作，预防感冒。

（3）根据医生的要求使用药物。

（4）饮食方面应清淡一点，手术后可以选择一些易于消化、维生素含量丰富的食物，如番茄、苹果等。忌食辛辣、刺激、油腻、高糖的食物，因为不利于伤口愈合。多食瘦肉、鸡肉、水果等。不要吃桂圆、红枣、阿胶、蜂王浆等热性、凝血性和含激素成分的食品，也不要吃羊肉、虾、蟹、黑鱼等食物。

（5）注意卫生，4周内禁止性生活。性生活可能会加重伤口感染。为了防止感染，患者最好每天以清水冲洗外阴部，勤换内裤，避免细菌进入阴道。

2.2　取出宫内节育器

2.2.1　定义

是某些特殊情况下要做的妇科手术，将之前放在体内的宫内节育器取出的一种手术。

2.2.2　手术适应证

（1）放环 5 ～ 10 年以上要求更换新环者。

（2）有断断续续阴道流血或其他症状经治疗无效者。

（3）希望再生育者，或绝经后 1 年。

（4）不良反应较重，更改避孕方法者。

2.2.3　除了常规的妇科手术前后注意事项，还要在手术前后注意以下事情

2.2.3.1　术前应注意

手术时间：避开月经期，取环手术的最好时间，是月经干净后的 3 ～ 7 天。

2.2.3.2　术后应注意

（1）术后禁食禁水（什么都不能吃不能喝），并且平卧 1 ～ 2 小时（或遵医嘱）。过了 1 ～ 2 小时后没有什么不舒服，可先恢复饮食，然后才可下床活动。

（2）取环术后阴道会有少量出血和下腹不适

感，一般在 1 周自然消失，可不必处理。如出血多、腹痛、发热，应及时就诊。

2.3　人工流产负压吸引术

2.3.1　定义

人工流产是用手术终止怀孕的方法。负压吸引术是将吸管伸入宫腔，以负压将胚胎组织吸出而终止妊娠（图 3-4）。

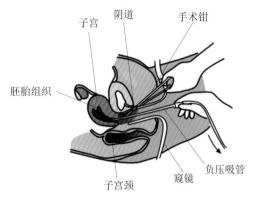

图 3-4　人工流产负压吸引术

2.3.2　适应证

（1）妊娠在 10 周以内，要求终止妊娠而无禁忌证者。

（2）因某种疾病不宜继续妊娠者。

2.3.3　手术前后注意事项

2.3.3.1　术前注意事项

（1）如有阴道炎、急性或亚急性宫颈炎、盆腔炎等，会给手术带来影响，所以要在治疗后再手术。

（2）术前如果有发热，并且 4 小时 2 次体温在 37.5℃以上应暂缓手术。手术前发热是大忌，所以患者一定要注意保暖。

（3）在医生问病史时一定要仔细回答病史及避孕史，特别注意高危情况。高危情况：年龄 ≤ 20 岁或 ≥ 50 岁，反复人流史，剖宫产后 6 个月，正在哺乳期，生殖器畸形等。

（4）术前根据医生的要求进行体格检查。

2.3.3.2　术后注意事项

（1）术后禁食禁水（什么都不能吃不能喝），并且休息 1 ～ 2 小时（或遵医嘱）。过了 1 ～ 2 小时后没有什么不舒服，可先恢复饮食，然后才可下床活动。注意阴道流血等情况。

（2）2 周内或阴道流血未干净前禁止盆浴，避免性生活 4 周以防生殖器官感染。

（3）根据医生要求随访。如有异常情况（流血多、发热、腹痛等）应及时就诊治疗。

（4）子宫吸引术同时放置宫内节育器的患者，必须在下次月经结束后进行门诊复查。

3 眼科疾病

3.1 白内障

3.1.1 定义

因各种原因，如老化、遗传都能引起晶状体代谢紊乱，导致晶状体蛋白质变性而发生混浊，称为白内障（图 3-5）。

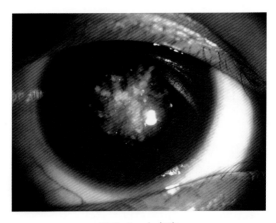

图 3-5 白内障

3.1.2　发病原因

当患者出现白内障时，就不能看清物体。晶状体蛋白质变性发生混浊，导致白内障。本病可分先天性和后天性。

（1）先天性白内障：又叫发育性白内障，是胎儿发育过程中出现的。多为双侧，大多数在出生前即已存在，小部分在生后逐渐形成。

（2）后天性白内障：是在出生后因全身疾病或局部眼病、中毒、变性及外伤等原因所致，分为5种：① 老年性白内障，是最主要的致盲原因之一。② 并发性白内障（并发于其他眼病）。③ 外伤性白内障。④ 代谢性白内障。⑤ 辐射性白内障。

3.1.3　典型症状

双侧性，但两眼发病可有先后。视力进行性减退，有时在光亮的背景下可以看到固定的黑点。

3.1.4　主要治疗方法

目前尚无疗效肯定的药物。主要以手术治疗为主。

白内障超声乳化术：使用超声波将晶状体核粉碎使其呈乳糜状，然后连同皮质一起吸出，手术结束后保留晶状体后囊膜，同时植入房型人工晶状体

（图 3-6，图 3-7）。其优点是切口小，组织损伤少，手术时间短，视力恢复快。

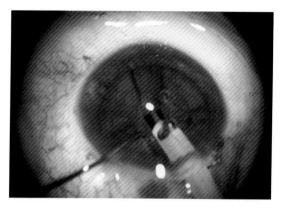

图 3-6 白内障超声乳化术（一）

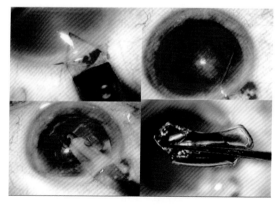

图 3-7 白内障超声乳化术（二）

3.1.5 手术前后注意事项

3.1.5.1 术前注意事项

（1）手术前根据医生的要求进行术前检查。

（2）在手术前应注意个人卫生，如洗头、洗澡、换好干净衣服等。

（3）保证充足的睡眠，保持心情愉快。

3.1.5.2 术后注意事项

（1）患者及家属要注意观察患者手术眼有无渗血、分泌物、疼痛等变化。如出现手术眼忽然疼痛，敷料有渗血，眼部持续疼痛，视力忽然下降，流泪，畏光，有较多分泌物等情况，应及时通知医生进行处理。

（2）保护手术眼，预防感染。眼部要包盖眼罩，防止碰撞，不用力闭眼。要注意眼部卫生，不用手或者不洁的物品擦揉眼睛。洗头和洗澡时，注意避免水进入眼睛，以防止眼睛受到感染。

（3）手术后在看不清的情况下，主动寻求护理人员帮助。

3.1.6 出院后注意事项

术后 3 个月避免剧烈运动，尤其是低头动作。避免过度劳累，防止感冒。保持大便通畅。少吃刺激性食物，忌烟酒，多吃水果及蔬菜。

3.2 青光眼

3.2.1 定义

青光眼，是眼内压发生障碍使眼压异常升高，因而出现的视功能障碍。因瞳孔多少带有青绿色，故有此名（图 3-8）。

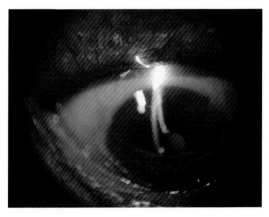

图 3-8 青光眼

青光眼是眼科一种疑难病，种类很多，常见的分急性和慢性两类，其中女性急性充血性青光眼较多，为以患者出现瞳孔散大、眼压升高、视力急剧减退、头痛、恶心呕吐等主要表现的眼痛。危害视力功能极大，是一种常见疾病。这种疾病必须紧急处理，如进行手术。

3.2.2　发病机制（图3–9）和原因

青光眼发病多见于情绪波动，过分忧虑、抑郁、惊恐、暴怒等都有可能造成青光眼急性发作，失眠也是青光眼的诱发因素之一。

（1）遗传因素：青光眼属多基因遗传性病变。

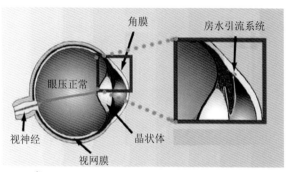

正常

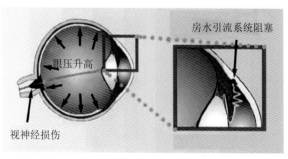

青光眼

图3–9　青光眼的发病机制

有家族史者的发病率高于无家族史的 6 倍。

（2）屈光因素：近视、远视、老视。

（3）不良生活习惯：吸烟嗜酒、起居无常、饮食不规律、喜怒无常、习惯性便秘、顽固性失眠等。

（4）年龄、性别因素。

3.2.3 典型症状

青光眼的早期表现：

（1）眼压用眼压计测量（图 3-10），正常眼压范围为 10 ～ 21 毫米汞柱，用手指触按眼球富于弹性，当眼压上升到 25 毫米汞柱时，用手指触按眼球好似打足气的球，比较硬。当上升到 40 ～ 70 毫米汞柱时，再用手指触按，眼球硬得像石头一样。

（2）视野变窄。早期多在夜间出现视力下降

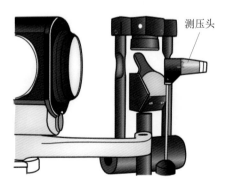

图 3-10　压平式眼压计

和雾视，第二天早晨消失。

（3）头痛眼胀。由于眼压急剧上升，患者常感到有偏头痛和眼睛胀痛。

（4）虹视。看日光，特别是看灯光时会出现外圈橙红，内圈紫蓝，中间绿色的彩环现象。当眼压恢复正常之后，彩环即随之消失。这种现象在医学上称为虹视（如果是生理性或白内障性的虹视，则不会有头痛和眼压升高的症状）。

3.2.4　治疗方法

手术和非手术治疗

（1）非手术治疗：常用降低眼压的药物。

（2）辅助治疗：全身症状重者，要止吐、镇静、并酌情使用安眠药物。

（3）手术治疗：手术是急性和先天性青光眼的主要治疗方法。开角型青光眼的情况下，只有最大剂量的药物仍无法控制眼压或当患者无法忍受用于控制眼压的药物时，才会考虑采取手术手段。

3.2.5　手术前后注意事项

3.2.5.1　术前注意事项

（1）手术前根据医生的要求进行术前检查。

（2）在手术前应注意个人卫生，如洗头，洗澡，换好干净衣服等。

（3）保证充足的睡眠，保持心情愉快。

3.2.5.2 术后注意事项

（1）患者及家属要注意观察患者手术眼有无渗血、分泌物、疼痛等变化。如出现手术眼忽然疼痛，敷料有渗血，眼部持续疼痛，视力忽然下降，流泪，畏光，有较多分泌物等情况，应及时通知医生进行处理。

（2）保护手术眼，预防感染。眼部要包盖眼罩，防止碰撞，不用力闭眼。要注意眼部卫生，不用手或者不洁的物品擦揉眼睛。洗头和洗澡时，注意避免水进入眼睛，以防止眼睛受到感染。

（3）手术后在看不清的情况下，主动寻求护理人员帮助。

3.2.6 出院后注意事项

（1）做好预防，积极治疗青光眼。

（2）如果有急性发作的指征，如头痛、眼痛、恶心、呕吐，应及时就诊。

（3）不要过度用力揉眼或触碰手术眼。

（4）不要在暗处时间过长。

（5）青光眼患者要戒烟戒酒。

（6）术后要坚持用药，定期门诊随访。

3.3 翼状胬肉

3.3.1 定义

翼状胬肉是眼科常见病和多发病，受外界刺激的影响多见，呈三角形，因其形状酷似昆虫的翅膀故名为翼状胬肉，中医称为"胬肉攀睛"，它是临床上最为常见的眼科疾病之一，也是最为古老的眼病。它引起眼刺激征及外观缺陷，还不同程度地影响视力。多发生于室外工作者。可能与风沙、烟尘、阳光，紫外线等长期刺激有关（图 3-11，图 3-12）。

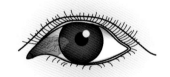

图 3-11　翼状胬肉

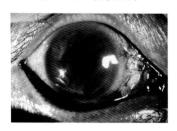

图 3-12　翼状胬肉

3.3.2　发病原因

（1）外界的刺激：本病多见于户外工作者，如农民、渔民、地质工作人员，可能与长期日光照射、风尘刺激有关。

（2）生活习惯：不少患者有嗜好辛辣食品、抽烟饮酒的习惯，故生活习惯、饮食嗜好也是发病的一个重要因素。

（3）遗传因素：部分胬肉有家族史，三代数人均患此病。

3.3.3　典型症状

（1）小的翼状胬肉影响美观，会让人感觉有东西在眼睛里，影响视力。

（2）进行性翼状胬肉的头部前端角膜是灰色的，颈部及体部肥厚充血。

（3）静止性翼状胬肉的头部前方角膜是透明的，体部较薄而不充血。

3.3.4　治疗方法：药物、手术治疗

（1）手术治疗适应证

1）进行性翼状胬肉。

2）翼状胬肉达瞳孔区或已遮盖瞳孔区的患者。

3）翼状胬肉影响眼球运动或影响美容的患者。

（2）非手术治疗

小而静止的翼状胬肉无须治疗。如胬肉为进行性或已接近瞳孔区影响视力或眼球转动受限时，则可行手术切除。

3.3.5 手术前后注意事项

3.3.5.1 术前注意事项

（1）手术前根据医生的要求进行术前检查。

（2）在手术前应注意个人卫生，如洗头，洗澡，换好干净衣服等。

（3）保证充足的睡眠，保持心情愉快。

3.3.5.2 术后注意事项

（1）患者及家属要注意观察患者手术眼有无渗血、分泌物、疼痛等变化。如出现手术眼忽然疼痛，敷料有渗血，眼部持续疼痛，视力忽然下降，流泪，畏光，有较多分泌物等情况，应及时通知医生进行处理。

（2）保护手术眼，预防感染。眼部要包盖眼罩，防止碰撞，不用力闭眼。要注意眼部卫生，不用手或者不洁的物品擦揉眼睛。洗头和洗澡时，注意避免水进入眼睛，以防止眼睛受到感染。

（3）手术后在看不清的情况下，主动寻求护理人员帮助。

3.3.6　出院后注意事项

（1）在外出活动时，应戴太阳镜或眼罩，防止灰尘进入眼内。

（2）术后3个月避免剧烈运动，尤其是低头动作。避免过度劳累，防止感冒。保持大便通畅，少吃刺激性食物，忌烟酒，多吃水果及蔬菜。

（3）不要过度用力揉眼或触碰手术眼。

（4）注意休息，每天保证6～7小时睡眠时间，每次连续看电视、阅读时间不宜超过1小时，以免眼睛疲劳引起充血。

4　包皮过长、包茎

4.1　定义

包皮过长：包皮覆盖尿道口，但能向上翻转而露出阴茎头。

包茎：包皮外口狭小，包皮不能翻转而露出部分阴茎头。

相同之处：包皮覆盖于全部阴茎头部与尿道外（图3-13）。

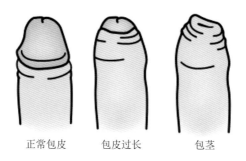

正常包皮　　　包皮过长　　　包茎

图 3-13　包皮图示

4.2　包皮过长及包茎的危害

易发泌尿生殖炎症、妨碍阴茎发育，影响性生活的和谐、引起女性感染和危害女性生殖健康、损害肾功能，诱发癌症。

4.3　发病原因

（1）阴茎包皮外伤或烧伤瘢痕等，导致包皮不能上翻，阴茎头不能显露。

（2）阴茎向上生长的能量比较缺乏，也会导致包皮过长。

（3）导致包皮过长的原因还可能是后天性的。

（4）包皮缺乏伸缩力。

（5）基因遗传造成。

4.4　典型症状

（1）包皮不能翻转至冠状沟。

（2）包皮口覆盖龟头或大部分龟头。

（3）包皮口较紧，用力可将包皮翻转至冠状沟，但不能自然恢复，需借助外力恢复。

自我检查方法：在阴茎部涂肥皂，使包皮内外润滑，左手固定阴茎，右手将包皮向后推并翻转，若能顺利将包皮上翻，为包皮过长；若包皮口太小不能上翻，即为包茎。包茎多数为先天性。有一部分会在包皮过长的基础上反复发生感染。

4.5　治疗方法

包皮过长的男子应当及早到医院手术治疗。做包皮环切术。对于不发炎的包皮过长，只要经常将包皮上翻清洗，也可不必手术。

4.6　手术前后注意事项

4.6.1　术前注意事项

清洗外阴部及包皮。包皮过长者应翻转包皮清洗，尽可能洗去包皮垢。

4.6.2　术后注意事项

（1）术后应卧床休息 1 ~ 2 小时，避免长时间站立、久坐。青春期及成年的病患在手术后会因阴茎勃起，造成伤口的肿痛出血。若是轻微出血，只需局部冷敷加压止血即可，若出血严重，则应立即回院就诊。

（2）术后 3 ~ 4 天内阴茎头轻度水肿是正常现象，这是麻药及手术导致的反应，注意此时肿胀呈粉红色。排尿时勿弄湿敷料，如果已被尿液浸湿，应及早更换。术后洗澡时间按医生吩咐，尽量避免碰撞生殖器，不要打湿伤口敷料，保护伤口。

4.7　出院后注意事项

（1）穿宽松的内裤，以减少阴茎头的摩擦。

（2）排尿后擦洗尿道周围，保持伤口敷料清洁、干燥。

（3）术后尽量少想或接触色情、淫秽杂志、网络图片及视频。因为接触这些东西导致阴茎勃起后，容易引起术后出血。

（4）饮食：宜清淡为主，合理搭配膳食。忌食辣椒、麻椒、生葱、生蒜、白酒等刺激性食物及饮料。不要抽烟不要喝酒（图 3-14）。

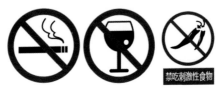

图 3-14　术后注意事项

（5）睡前及夜间少喝水，不憋尿，防止勃起，若勃起时可下床活动、排尿，缓解一下紧张情绪。

（6）术后至拆线后1个月内禁止性生活。

5　整形外科疾病

5.1　腕管综合征

5.1.1　定义

迟发性正中神经麻痹，是指人体的正中神经在腕部的腕管内受卡压。受到压迫后产生的示指、中

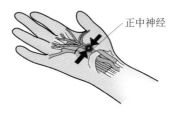

图 3-15　腕管的生理与病理解剖结构

指疼痛、麻木和拇指肌肉无力感等症候（图3-15）。易发于30～50岁年龄段的办公室女性、糖尿病患者或从事频繁手工劳动工作的人，如包装缝制者等。

5.1.2　发病原因

（1）先天因素：腕管比常人小。

（2）创伤导致的手腕肿胀，如扭伤或骨折。

（3）患者甲状腺功能减退症、类风湿关节炎。

（4）腕关节劳损、受压，反复振动手工具的使用。

（5）在怀孕期间或绝经期，体内激素水平变化。

（6）腕管内囊肿或肿瘤。

5.1.3　典型症状

（1）手指灼热、刺痛或发痒，特别是拇指、示指和中指掌侧麻木。

（2）症状通常首先出现在夜间，可以是单侧或双侧，严重时可能疼醒过来，"摇手"可以缓解症状。加重时，会觉得白天刺痛。

（3）握力下降，可能难以形成拳头，或难以抓住小物体。

（4）如果未经治疗，拇指肌肉可能会萎缩，失去判断冷热的能力。

5.1.4　治疗方法

（1）非手术治疗：如果有基础性疾病（例如糖尿病、关节炎），应首先治疗。初步治疗通常包括休息，手腕避免活动，手腕夹板固定。如果有炎症，冷敷可以帮助减少肿胀。

1）药物治疗

2）封闭治疗，糖尿病者慎用

3）运动治疗和针灸理疗

（2）手术治疗：症状超过 6 个月时应进行手术治疗。

5.1.5　手术前后注意事项

5.1.5.1　术前注意事项

手术前 1 ~ 2 天内注意体温变化，一般不超过 37.5℃。

5.1.5.2　术后注意事项

（1）术后可正常进食进水，注意少吃辛辣等刺激性强的食物。

（2）注意伤口纱布情况，有无渗血渗液。保持伤口纱布干燥，避免伤口感染。

5.1.6　出院后注意事项

（1）如无特殊情况，在术后 7 ~ 10 天拆线。

（2）患肢术后限制行动 2 周。

（3）按时进行物理治疗，坚持功能锻炼，直至功能完全正常。

（4）平时注意调节，避免使关节长期处于紧张、压迫或摩擦状态，纠正不良的姿势和某些不良习惯（图3-16）。

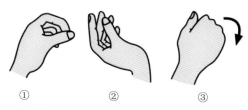

① ② ③

①－③ 腕关节活动范围
轻轻屈、伸、偏移运动腕关节
每个方向都尽量达到最大角度，同时活动手指

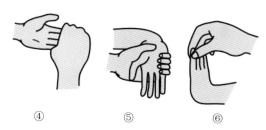

④ ⑤ ⑥

④－⑥ 腕关节牵拉
等长牵拉运动有助于加强胸部和手的肌肉
同样适用于颈部和肩部，可以改善相应区域的血流
每小时进行4～5分钟的类似运动有助于预防腕管综合征

图 3-16　桌旁手腕操

5.2 腱鞘炎

5.2.1 定义

由于肌腱在腱鞘内活动时，通过的筋道狭窄，从而出现的疼痛和运动障碍，就是腱鞘炎。

5.2.2 发病原因

当肌腱长时间重复、过度的滑动，与腱鞘组织过度摩擦时，会诱发炎症反应，造成腱鞘组织肿胀、增生并狭窄，肌腱滑动受阻，导致腱鞘炎。另外，糖尿病、类风湿关节炎、感染性疾患、急性创伤等也可能诱发腱鞘炎。

腱鞘分布在人体腕部、掌指部、足部和肩部二头肌腱沟等处，因此，腱鞘炎在指、趾、腕、踝及肩部均可发生，尤以腕部和手指最为常见（图3-17）。

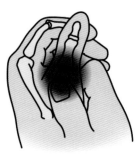

图 3-17　手指腱鞘炎（红点为发炎区）

5.2.3 典型症状

通常表现为发病部位疼痛（图3-18）。早晨

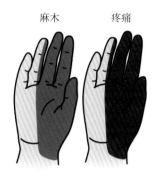

麻木　　　疼痛

图3-18　手指腱鞘炎的典型表现（阴影部位麻木和疼痛）

可能出现手指僵硬，在起床后最为明显。随着手指的活动，症状可慢慢缓解，但疼痛症状并不会随着频繁的活动而明显缓解。

5.2.4 治疗方法

（1）非手术治疗：腱鞘炎的治疗以保守治疗为主，包括使用工具适当制动，改变诱发疾病的活动方式及习惯，减少寒冷刺激，局部热敷、理疗，外用药物涂抹等。急性发作期应注意适当制动，减轻局部炎症。而炎症期缓解后或手术后，应进行功能锻炼等康复治疗，防止出现关节僵硬等问题。类固醇药物鞘管内封闭注射属有效措施，一般起效快，

维持时间长，但应注意勿进行反复的类固醇药物封闭治疗，以免出现肌腱病变，甚至断裂的后果。

（2）手术治疗：适用于腱鞘炎反复发作，封闭治疗及保守治疗效果不佳，症状严重的患者。

5.2.5　手术前后注意事项

（1）术后可正常进食进水，注意少吃辛辣等刺激性强的食物。

（2）注意伤口纱布情况，有无渗血渗液。保持伤口纱布干燥，避免伤口感染。

5.2.6　出院后注意事项

（1）连续工作时间不宜过长，工作结束后，要揉搓手指和手腕，轻轻握起拳头，然后张开，将手指伸直，如此反复练习有助于缓解刺痛。之后可用热水泡手（图 3-19）。

（2）冬天洗衣服时，最好用温水，防止手部受寒。

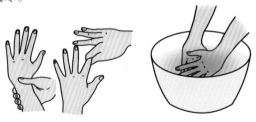

图 3-29　手指保健和热水泡手

6 痔疮

6.1 定义

内痔是长在肛门起始处的痔，如果膨胀的静脉位于更下方，几乎是在肛管口上，是外痔。在发生血栓时，痔中的血液凝结成块，从而引起疼痛（图3-20）。

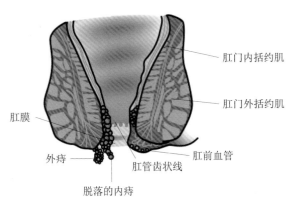

图 3-20 痔的解剖结构

6.2 发病原因

（1）遗传因素

（2）职业因素：经常性久站或久坐，长期负重运行，影响静脉回流，血管容易瘀血扩张。

（3）局部刺激和饮食不节：肛门部受冷、受热、便秘、腹泻、过量饮酒和多吃辛辣食物，都可刺激肛门和直肠，影响静脉血液回流。

（4）肛门部感染：痔静脉丛先因感染发炎，抵抗力不足，而致扩大曲张，加上其他原因，使静脉曲张逐渐加重，生成痔块。

6.3　典型症状

（1）便血：是早期痔疮的症状，有喷射状出血、点滴出血、手纸带血等，血色鲜红。外痔不会引起出血。

（2）脱出：中晚期痔疮的症状。

（3）坠痛：可为痛性痔疮的症状。痔疮没有炎症时不痛。坠痛常发生在内痔感染、嵌顿和绞窄性坏死时。

（4）此外，晚期痔疮反复脱出，可引起肛门括约肌松弛和分泌物增多，致使肛门周围常潮湿不洁，出现瘙痒和湿疹。痔疮出血还可引起贫血。头晕、倦怠乏力、精力不佳、食欲不振、大便干燥等都是常见的痔疮的症状。

6.4　治疗方法

痔疮的治疗方法有很多种，如内服药、外用药及贴药疗法；超低温、超高温疗法等各种治疗仪器；结扎、套扎疗法；物理疗法；注射治疗等。而对久治不愈或已形成较大的混合痔或花环痔者，应手术治疗。电凝或激光照射也是很有效的治疗方法。外痔急性血栓形成，则需立即切开，取出血块，一般外痔多无须特殊治疗。近年来出现了一种治疗痔疮的新技术——痔上黏膜环切术，又称 PPH 手术，也是日间医疗常采取的手术方式。

6.5　手术前后您要注意的那些事

6.5.1　术前注意事项

（1）手术前晚 8 点开始禁食（不能吃任何东西），晚 10 点禁水（不能喝任何液体）或听取医生建议。

（2）根据医生要求进行肠道准备，若使用复方聚乙二醇电解质散（药名），详见第 15 页 "手术治疗之前肠道准备怎么做？"

6.5.2　术后注意事项

（1）术后 6 小时内禁食禁水（不能吃喝任何东西），或听从医生的建议。

（2）6 小时后可下床活动，防止过早活动而引起术区出血。

（3）饮食上（图3-21）要遵循循序渐进的原则（表3-1）：

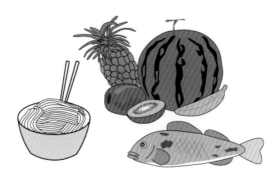

图3-21　术后饮食

表3-1　术后饮食原则

术后1~3天	术后3天后	术后14天
半流质：稀饭、面条、馄饨	普食，新鲜的蔬菜水果，多饮蜂蜜水，少食辛辣、生、冷、硬等刺激性食物，忌食引起大便干燥的食物，如山楂、橘子等；禁烟酒	食用鱼肉类食品促进创面愈合

（4）排便护理：术后当天不宜排便，第一次排便时间在术后1～2天，不要过于用力排便，排便时做深呼吸，促进胃肠蠕动，促进大便排出。必要时，遵医嘱给予开塞露协助排便，避免干硬粪块

对肛门口的压迫损伤。

6.6 出院后注意事项

（1）生活指导：禁止长时间坐、站，以免出血，15 天内避免剧烈活动，不能骑自行车等。

（2）勤换内裤，便后及换药前认真清洗，如分泌物多应勤换敷料，保持术区干燥清洁。

（3）加强肛门功能锻炼（图 3-22）：由于术后创面形成瘢痕，常有肛门不适感，最好配合肛门保健操，促进肛门功能恢复。先用力收缩肛门括约肌，然后全身放松，使肛门括约肌完全松弛。每日坚持，每次不少于 50 次，逐日增加到 200 次左右。

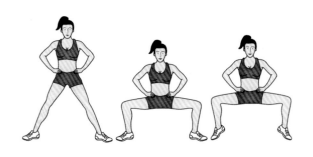

图 3-22 肛门保健

（4）治疗后应配合医生定时检查、复诊、换药。

7 乳房肿块

7.1 定义

乳房肿块是乳房疾病的常见体征。女性的乳房本身就凹凸不平，许多妇女自己发现的肿块只不过是正常的乳腺组织。在月经来潮之前，有些肿块会变得更加明显，更容易触及（图 3-23）。

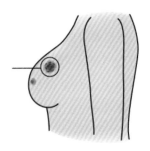

图 3-23 乳腺与乳房肿块

7.2 发病原因

（1）内分泌失调：黄体素分泌减少，雌激素相对增多是乳腺增生发病的重要原因。如卵巢发育不健全、月经不调、甲状腺疾病及肝功能障碍等。

（2）情绪等精神因素：精神紧张、情绪激动等不良精神因素容易造成乳腺增生，经常熬夜、睡眠不足等也会造成乳腺增生，这些不良因素还会加重已有的乳腺增生症状。

（3）人为因素：女性高龄不育、性生活失调、人工流产、夫妻不和、不哺乳等原因，造成乳腺不能有正常的、周期性的生理活动。佩戴过紧的胸罩或穿过紧的内衣也是诱发因素之一。

（4）饮食结构不合理：如高脂、高能量饮食导致的脂肪摄入过多，饮酒和吸烟等不良生活习惯，都会诱发乳腺疾病。此外，现在人们的饮食好了，有高血压、高血糖病的人也很多，这些也容易使女性出现内分泌失调，导致乳腺增生。

（5）长期服用雌激素：人体长期过量摄入雌激素，导致内分泌平衡失调。现在一些速食食品、人工饲养的水产及家禽使用的饲料中也多含有激素成分，长期食用也会导致乳腺疾病的发生。

7.3 典型症状

（1）不痛的乳房肿块，应该予以重视。应及时至正规医院进行相关检查。

（2）炎症性的乳房肿块，常常伴有比较剧烈的乳房疼痛，肿块局部还伴有明显的红、肿、热、痛等炎症性反应，肿块可化脓破溃。经过抗感染治疗加局部引流后，炎症消退，肿块可消失。

（3）增生性的乳房肿块，常常伴有经前期的乳房胀痛，月经过后，疼痛可减轻，肿块亦可随之有所缩小。肿块常常为多发性的，质地柔软或者韧实，局部可以有轻到中度的触痛，经过药物对症治疗后可有不同程度的好转（表 3-2，表 3-3）。

表 3-2　几种常见乳房肿块的鉴别

鉴别项目	乳房肿块			
	乳腺纤维腺瘤	乳腺囊性增生病	乳腺乳管内乳头状瘤	乳腺癌
年龄	20～25 岁	25～40 岁	40～50 岁	40～60 岁
病程	缓慢	缓慢	缓慢	快
疼痛	无	周期性乳房胀痛	无	早期无
肿块数目	常为单个	大小不等结节状	常为单个	常为单个
肿块边界	清楚	不清	清楚	不清
乳头溢液	无	有	有	有
移动度	不受限	不受限	不受限	受限
转移病灶	无	无	无	淋巴或血性转移

表 3-3　乳房肿块的典型症状

形　态	溢　液	月经不调
乳房肿块可发于单侧或双侧，乳房内表现为大小不一的片状、结节状、条索状等	少数患者会出现乳头自发溢液，多为淡黄色或淡乳白色	乳腺问题还有可能会引起月经不调，这种病情一般都是因为内分泌失调所引起的

7.4　治疗方法

乳房肿块大于 1 厘米时，医生一般均建议手术治疗。而小于该大小时，则每 3 ～ 6 个月随访。

7.5　手术前后注意事项

7.5.1　术前注意事项

根据麻醉方式，除了采取局部麻醉，其他均应在手术前一天晚 8 点禁食（不能吃任何东西），晚 10 点禁水（不能喝任何液体），或听取医生建议。

7.5.2　术后注意事项

（1）局麻者术后可正常进食进水，注意少吃辛辣等刺激性强的食物。避免进食含雌激素高的食物，如胎盘制品、蜂胶、蜂蜜、保健品等。多食新鲜蔬菜水果。

（2）全麻患者需术后禁食禁水 6 个小时，并保持平卧位。6 小时后可进少许温水，如无异常情况，可以进少许流质。

7.6　出院后注意事项

（1）活动指导：由于患肢处于制动状态，术后容易引起麻木不适，因此，术后 12 小时可适当活动上肢，可做握拳、屈肘等运动，促进血液循环，48 小时可行患侧肩关节活动。注意循序渐进，避免力度过大影响切口愈合。患侧上肢 1 个月内不提重物，肩关节外旋幅度不宜过大。轻度活动不影响伤口的愈合。

（2）注意伤口纱布情况，有无渗血渗液。保持伤口纱布干燥，避免伤口感染。术后佩戴腹带者，勿随意取下腹带。

（3）术后 1 周内禁止淋浴，如有不适随时就诊。肿块较大的患者，术后可能轻度皮肤凹陷，1 个月左右乳腺组织会再生，不会影响美观。洗澡时伤口不要沾水，防止感染。

（4）如无特殊情况，手术后 3 天到医院换药、查看伤口情况，或根据医生的要求进行复诊。

（5）预防感冒，防止因感冒、咳嗽导致伤口疼痛和感染。

（6）乳房肿块有多发性的可能，每个月月经后 3 ～ 7 天自我检查乳房 1 次，如摸到肿块或乳头有溢液，应及时就医。详见 Ⅱ 10。

8 前列腺穿刺活检术

3.1 定义

前列腺穿刺活检术是经直肠途径穿刺的一种活检术，通过超声引导将穿刺活检针经过直肠软组织，直接穿刺进入前列腺外腺内进行组织切割，这种方式需要灌肠准备。

3.2 适应证

（1）症状明显、前列腺增大、尿流细者。

（2）症状明显、前列腺不大、但膀胱出口梗阻者。

3.3 手术前后注意事项

3.3.1 术前注意事项

（1）术前5天告知医生是否使用抗凝剂和血管扩张剂。根据医生的要求决定是否停用。

（2）备皮：术前由手术室人员将肛周毛发剃净。

（3）注意保暖，防止感冒。保证充分的睡眠。

3.3.2 术后注意事项

（1）活动：术后卧床休息 30 分钟，3 周内避免做剧烈的腰部运动。

（2）饮食：穿刺后就可以饮食，吃些清淡易消化的食物，多吃蔬菜水果，多饮水。

（3）穿刺后 6 小时内密切监测尿色、皮肤颜色及腰部症状体征。

（4）血尿：穿刺后暂时的血尿是正常的，检查后 60%～80% 的患者出现血尿。需要多饮水（图 5-3），以达到冲洗尿道的效果，一般 2～3 天后症状会消失。

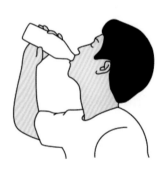

图 5-3　术后应多饮水

（5）如穿刺后出现血块，并出现头晕、脸色苍白、出冷汗，或持续高热时，需及时就诊。

3.4 出院后注意事项

（1）术后保持大便通畅，避免做重体力活。

（2）血便：检查后 1～2 天，大便可带有少量鲜血，不必特殊处理。如出血量较大，应吃流质，防止便秘。

（3）术后根据医嘱使用口服药，避免感染。

IV 化疗患者相关知识

1 化疗患者的饮食

　　肿瘤属于消耗性疾病，在肿瘤患者中营养不均衡、营养不良是常见的。因此，增进食欲、加强营养对肿瘤患者的康复十分重要（表4-1）。

表4-1　化疗患者的饮食

化疗前：均衡饮食	化疗前1天	化疗后
谷薯类：米饭面食、蔬菜水果、肉禽蛋类（瘦肉、鸡肉、鱼肉、鸡蛋）、奶及豆制品类五大食物。每日4～5餐	吃低脂肪、高碳水化合物、高维生素和矿物质的饮食。选择食物如米饭、面食、鱼肉、鸡蛋、瘦肉、豆腐、蔬菜、水果等	补充足够的优质蛋白质，动物蛋白质以低脂肪的鸡、鱼、奶为好，或含植物蛋白质丰富的豆类食品。可选用人参、西洋参、黄芪、红枣、鳝鱼、甲鱼、桂圆等，以促进细胞增殖

　　（1）化疗患者常有贫血的倾向，应给患者含铁的食物。癌症患者每天需5～10克维生素C，以支持白细胞和红细胞的功能，并预防化疗药物产生的不良反应。为了防止呕吐，可以将新鲜蔬菜和水果榨汁喝。如果治疗反应较重，饮食以流质为主。可用菜汤、米汤、果汁及一些要素饮食。

（2）化疗药物可引起胃肠道黏膜损害，出现程度不同的胃肠道不良反应。化疗药物化疗轻者胃部不适，恶心欲吐，不思饮食等；化疗药物化疗重者胃痛、腹痛、呕吐不止、严重影响进食，甚至可导致水、电解质与酸碱平衡紊乱，严重营养不良等，从而降低患者生活质量。化疗后吃以下食物可减轻化疗后不良反应，如猕猴桃、芦笋、桂圆、核桃、鲫鱼、山羊血、鹅血、黑木耳、鹌鹑、薏米、泥螺、绿豆、金针菜、苹果、丝瓜、核桃、龟、甲鱼等。

另外，由于肿瘤是慢性消耗性疾病，一部分患者或家属也是尤为重视其饮食，甚至刻意改变饮食习惯，从而产生了以下误区。

（1）盲目忌口：许多患者因担心食用后肿瘤复发而"不敢越雷池一步"。

（2）过度进补：有的患者经抗肿瘤治疗后，体质虚弱，便大力进补。短期内大量食用人参、虫草、灵芝、甲鱼等。

（3）减少进食：一些肿瘤患者认为，吃得越好，机体营养就越好，肿瘤得到的营养也越多。应该减少进食，"饿死"肿瘤。其实相反，因为全身营养状况差，体力低下而不能承受抗肿瘤治疗的患者却十分常见。

肿瘤患者饮食要坚持"不刻意、不随意"的原则，以精心、细致、周到的饮食调养来增加营养，以改善患者全身营养状况，提高生活质量，促进早日康复。

2 化疗患者的运动

化疗之后很多患者都感觉到疲劳，但许多人认为，既然疲劳，那么就必须通过休息来加以缓解。因此，我们常常听到家属甚至一些医护人员劝告患者，化疗之后要多休息，少活动。殊不知，对化疗患者而言，不活动反而会使疲劳愈演愈烈。

适当的运动是可以的，比如散步，练气功、太极拳等比较轻微的适量运动（图4-1）。不要剧烈

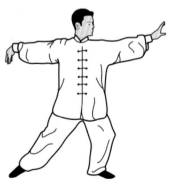

图 4-1　太极拳保健

运动，保持心情舒畅就可以了。也可尝试烹调、编织等家务活动。这种体力允许的锻炼可有效地缓解疲乏，且锻炼时间越长，与癌症有关的疲劳就越少。但即使是习惯洗冷水澡的人，化疗期间也最好不要洗，毕竟较之温水冷水给人体刺激较大，影响较多。

另外，通过有效措施提高患者的睡眠质量，特别是保证夜间睡眠的时间和质量，也是缓解疲劳的又一途径。需要指出的是，白天除午睡外，最好不要多睡。因为白天睡得越多，夜间睡眠质量就越差。这种昼夜颠倒扰乱生物钟节律的做法，只会使疲劳越来越严重（图4-2）。

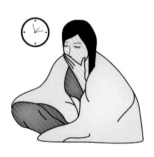

图 4-2　提高睡眠质量，避免颠倒日夜节律

家属可多与患者聊天，播放些优美动听的轻音乐和相声笑话之类，以有助于减轻患者化疗之后的痛苦，分散其注意力（图4-3）。

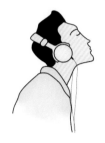

图 4-3　听音乐可化解化疗后的不良情绪

3　经外周置入的中心静脉导管（PICC）的自我维护

3.1　穿刺后注意事项

第一次穿刺后穿刺点有少量出血，以及轻微的肿胀，都属正常现象。在穿好导管 24 小时后，将湿热毛巾放置在穿刺点上方约 10 厘米处热敷，但一定要注意防止烫伤。

3.2　PICC 置管后的"三行""五不准"

1. "三行"即置管后可以做的事情。

（1）淋浴（淋浴前可以使用保鲜膜将导管包裹严密，或使用 PICC 防水护套。沐浴的最佳时间是换药维护前，一旦敷贴潮湿则刚好可以进行专业更换）。

（2）做一般家务（如扫地、洗碗）。

（3）手臂一般活动（如弯曲、伸展、吃饭、写字），并鼓励多用手握握力球，做抓、松球动作，减少静脉炎的发生。

2."五不准"即置管后不可以做的事情。

（1）不可以盆浴、泡澡。

（2）不能做大范围的手臂旋转活动（如游泳，打球等）。

（3）带管手臂不能过度用力（如做引体向上，托哑铃等持重锻炼）。不能提超过5千克重的东西（图4-4）。

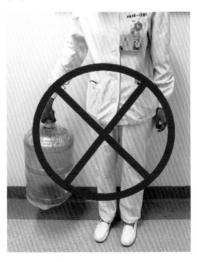

图4-4 不能提超过5千克重的东西

（4）衣服袖口不宜过紧。穿衣服时先穿置管手臂，脱衣服时先脱健侧手臂，这样就可以避免牵拉到导管。也可以用干净的丝袜，把丝袜的头端剪掉，套在穿刺的部位。

（5）自己不能牵拉导管或随意推送导管，变动导管位置。

3.3　PICC后期维护的注意事项

（1）每周1～2次回医院进行冲洗维护PICC导管。维护时患者和陪伴家属需戴好口罩。

（2）如出现以下情况：请及时就医，告知护士。

1）穿刺点出血，渗液（图4-5）。

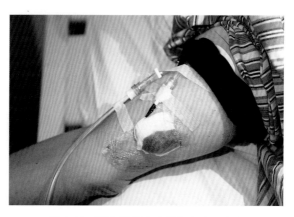

图4-5　PICC置管处穿刺点出血，渗液

2）敷贴松脱。

3）静脉炎。

4）皮肤过敏（图 4-6）。

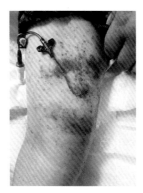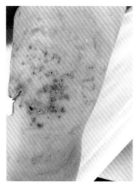

图 4-6　PICC 置管周围皮肤过敏

5）穿刺点红肿、脓液（图 4-7）。

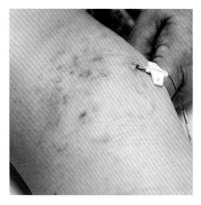

图 4-7　PICC 置管处穿刺点红肿、脓液

6）出现漏水。

7）导管断管。

（3）严禁在置管手臂进行血压测量、扎止血带（图4-8）。

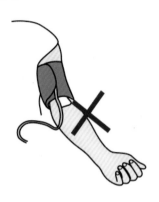

图4-8　严禁在PICC置管手臂进行血压测量、扎止血带

（4）普通PICC导管不可用于CT、MRI检查时推注造影剂（抗高压导管除外）。

（5）如出现导管外露处断管，可将导管断管处反折，用胶带固定，且及时就医。

3.4　PICC维护口诀

看管看肤看敷贴

脉冲正压要记牢

CT，核磁不用它

7天维护不要忘

异管异常回医院

日常活动照进行

天天关心手上管

3.5　PICC 功能锻炼操

为了促进血液循环，预防 PICC 置管后相关并发症的发生，可进行五指依次伸屈运动，每日 2 次，每次 3 ～ 5 分钟。

V 日间有创检查简介

1 甲状腺穿刺术

1.1 定义

常用于经多种检查后仍难以诊断的某些甲状腺疾病，是甲状腺肿瘤及甲状腺结节的常规检查方法，有助于了解其病理性质，确定诊断，指导治疗。

1.2 适应证

（1）有甲状腺癌家族史者。

（2）有甲状腺癌既往史者。

（3）甲状腺查体时触及坚硬、不规则、活动度差的结节患者。

（4）伴有压迫症状或声嘶者。

（5）良性甲状腺结节的鉴别诊断。

（6）可触及的结节或影像学检查发现 1～1.5 厘米以上的结节。

（7）血清促甲状腺激素水平正常或升高。

（8）B超检查证实的结节性病变。

1.3 操作前后注意事项

1.3.1 操作前注意事项

（1）按要求在穿刺前更衣，穿低领衣服，并取下所有颈部饰物。

（2）如有感冒、咳嗽等症状及时告知医生，症状改善后才能进行穿刺（图 5-1）。

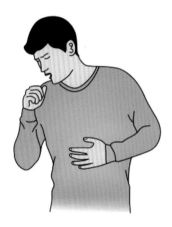

图 5-1　感冒、咳嗽需改善症状后穿刺

1.3.2 操作后注意事项

（1）宜高热量、高维生素、高蛋白质易消化饮食。穿刺当日勿进食过热食物或饮品，避免引起局部内出血。

（2）术后发生手足抽搐患者，应该及时就医。并限制肉类、乳品和蛋白类等食品的摄入，这些食物会影响钙的吸收。

（3）采用坐位、半坐卧位以利于呼吸和引流切口内积血。鼓励咳嗽咳痰，排除痰液，保持呼吸道通畅。

（4）术后观察有无出血，穿刺结束后压迫穿刺处 30 分钟，卧床休息 4 小时。次日揭掉纱布，观察有无皮下血肿发生，如有血肿发生，劝慰患者不要紧张，及时采取局部加压止血，也可进行冷敷，血肿会在 1 ~ 2 天内自行吸收。

（5）如出现呼吸困难、胸闷、手足抽搐等明显不适症状，应及时就医。

2　胃肠镜检查

2.1　定义

电子胃肠镜是一根比圆珠笔略粗的软管（长约 100 厘米），前端装有微型摄像仪，可直接将上消化道食管、胃、十二指肠的图像传到电视屏幕上，非常清楚地观察胃肠道内部，供医生诊断分析。

2.2 适应证

（1）胃镜（图 5-2）

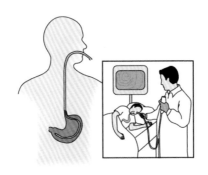

图 5-2　胃镜检查

1）上腹疼痛，疼痛程度或轻或重，特别是病程较长者和 50 岁以上的患者。

2）原因不明的食欲减退和体重减轻者。

3）呕血或有黑便的患者。

4）上腹部包块的患者。

5）吞咽不利或进食时有阻塞感。

6）已诊断为萎缩性胃炎者。

7）溃疡病患者。

8）胃及十二指肠息肉患者。

9）胃手术后患者行胃镜检查能及早发现可能存在的癌变。

10）反酸、胃灼热的患者。

11）吞入异物（如别针、扣子、戒指、钢针、钥匙、枣核、鱼刺、项链等）者通过胃镜及配套工具可以取出而不必手术。

12）有癌症家族史，如胃癌、食管癌。

（2）结肠镜

1）原因不明的下消化道出血。

2）原因不明的慢性腹泻。

3）原因不明的腹部肿块，不能排除大肠及回肠末端病变者。

4）原因不明的中下腹疼痛。

5）疑有良性或恶性结肠肿瘤，经 X 线检查不能确诊者。

6）疑有慢性肠道炎症性疾病。

7）钡剂灌肠或肠系检查发现异常，需进一步明确病变的性质和范围。

8）结肠癌手术前确定病变范围；结肠癌、息肉术后复查及疗效随访。

9）原因不明的低位肠梗阻。

2.3 操作前后注意事项

2.3.1 胃肠镜检查前注意事项

手术前晚 8 点开始禁食（不能吃任何东西），

晚 10 点禁水（不能喝任何液体）或听取医生建议。

肠镜检查前注意事项（表 5-1）。

表 5-1　肠镜检查前注意事项

检查前 3 日	检查前 1 日	上午检查	下午检查
进食容易消化的食物，如软饭、稀饭、面条、豆腐、鸡蛋、牛奶、豆浆等，进食含粗纤维类食物	肠道准备（详见第一篇第七章）如药水未服完或呕吐，请及时通知医生与护士，采取补充清洁肠道的准备。指导患者左侧卧，双膝屈曲。最后排出的大便为清水者或排出的水不带粪渣方可检查	当日早上禁食	当日早上可以喝牛奶豆浆，中午禁食，无痛检查前两小时禁水

2.3.2　胃镜检查后注意事项

（1）检查完成后可能会有呕吐感，此时不要立即下床，以免晕倒。

（2）具体进食进水时间可根据患者的病情，由医生或护士另行通知。

（3）无痛胃镜当天禁止开车。

（4）当天避免辛辣、酒精等刺激性食物。

（5）术后可有咽喉部不适或疼痛，如出现声音嘶哑，不必紧张，可用淡盐水含漱或含服喉片。

（6）注意观察有无活动性出血，如呕血、便血，有无腹痛、腹胀，密切观察生命体征的变化，如有异常，及时通知医生。

2.3.3　肠镜检查后注意事项

（1）当天禁食禁水。术后第一天可进流质，逐步过渡到半流质、普食。

（2）检查当日禁止驾车、进行机械操作及从事高空作业等，以防意外。

（3）初期因空气积聚于大肠内，可能会感到腹胀不适，但数小时后会渐渐消失。如腹胀明显，应告知医生或护士，以采取相应的处理。

（4）若出现持续性腹痛，或大便带血并出血量多的情况，应及时告知医生，以免出现意外。

（5）定期门诊随访检查。